Bouisson

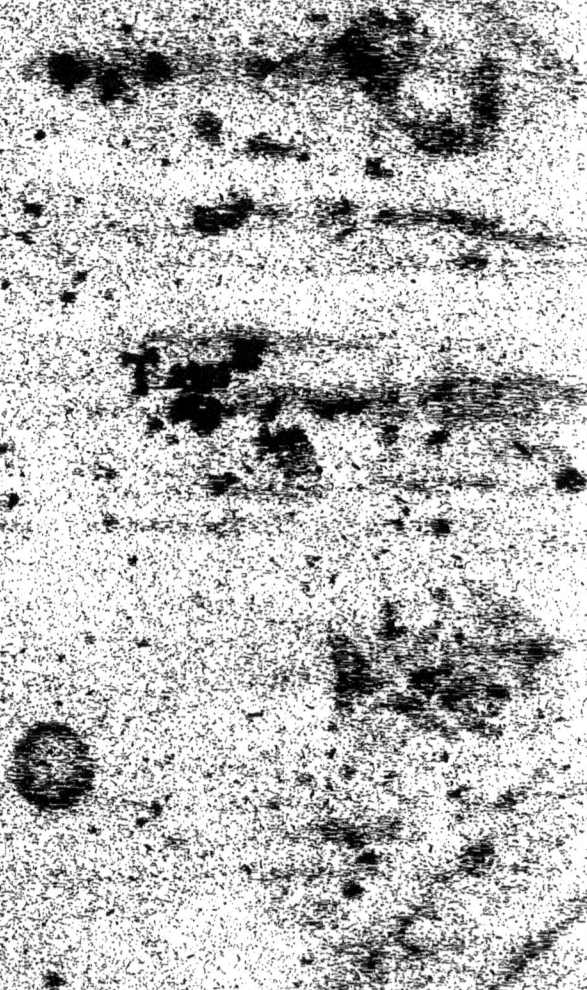

Tab. 5.

TABLEAU DES PROGRÈS

DE

L'ANATOMIE

DANS

L'ÉCOLE DE MONTPELLIER,

PAR

F. BOUISSON, D. M.,

CHEF DES TRAVAUX ANATOMIQUES ET AGRÉGÉ PRÈS LA FACULTÉ
DE MÉDECINE DE MONTPELLIER, ANCIEN INTERNE DES HÔPITAUX
DE CETTE VILLE, VICE-PRÉSIDENT DE LA SOCIÉTÉ CHIRURGICALE
D'ÉMULATION, ETC.

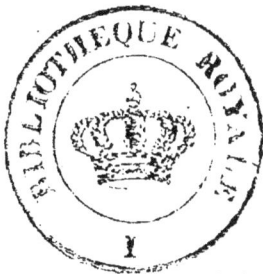

MONTPELLIER.

Louis CASTEL, Libraire-Éditeur, Grand'rue, N° 32.

PARIS.

GERMER-BAILLIÈRE, Libraire, rue de l'École
de Médecine, N° 13 *bis*.

1837.

MONTPELLIER, Imprimerie de Mᵉ Vᵉ AVIGNON. 1837.

TABLEAU DES PROGRÈS

DE

L'ANATOMIE

DANS

L'ÉCOLE DE MONTPELLIER.

HÉRITIÈRE des principes du divin vieillard, l'École de Montpellier a surtout acquis de la célébrité par les ouvrages qu'elle a produits sur la médecine pratique et la philosophie de la science. Cette célébrité spéciale s'est même élevée assez haut pour faire oublier que notre école s'est illustrée dans d'autres genres. Cependant la chimie, la botanique et l'anatomie y ont reçu une impulsion très grande, et y ont pris pour ainsi dire leur premier essor. Il ne sera ici question que des progrès de l'anatomie, laissant à d'autres le soin d'ériger le même monument à chaque science en particulier , afin de faire revivre les traditions du passé si riche en beaux souvenirs.

Premiers âges de l'Anatomie. La science de l'organisation de l'homme éprouva souvent des entraves dans son développement , et depuis son origine positive qui date de 3,000 ans environ , jusqu'à nos jours où elle a atteint un terme voisin de la perfection , on rencontre des périodes d'arrêt et pour ainsi dire de non existence. Elle eut pour berceau l'Egypte et la Grèce, terres fécondes qui virent naître presque toutes les connaissances humaines et en élaborèrent les premières données. Les notions expérimentales et traditionnelles sur l'anatomie furent constituées en corps de science par Aristote , agrandies par l'école d'Alexandrie, et portées par Galien à un degré élevé quoique bien éloigné de la perfection que l'avenir devait leur imprimer. Les successeurs du Médecin de Pergame n'ajoutèrent rien à ses découvertes dont ils se bornèrent à profiter ; l'école Arabe s'éleva bientôt sur les débris de l'antiquité dont le sabre de l'islamisme venait d'anéantir un reste de force et de gloire. Mais ces mêmes arabes qui devaient fonder l'école de Montpellier , ne firent guère que commenter les écrits de leurs prédécesseurs , et si nous leur devons d'avoir sauvé la médecine de l'abime où les enfants du Prophète ensevelirent presque toutes les autres sciences , ils n'ont rien fait pour l'anatomie dont ils ne comprenaient pas l'utilité. La loi de Mahomet qui défendait aux arabes les attouchements des corps morts, les détourna d'une étude que d'autres préjugés religieux ne favorisèrent pas davantage. Une bulle du Pape lancée vers le milieu du 13me siècle, traitait les dissections de barbarie détestable et excommuniait ceux qui oseraient les tenter. —

Voilà certes, des conditions bien défavorables pour la renaissance d'une science entièrement oubliée et dont près de huit siècles avaient comprimé l'essor : Cependant nous allons la voir reparaître en dépit de tous les obstacles, tant il est vrai que lorsque le tems de l'affranchissement est venu, il n'est point de chaines que l'esprit humain ne puisse briser. En Italie, l'empire des sentiments religieux n'arrête point le zèle des anatomistes ; à Montpellier, on oublie les préjugés des médecins Juifs et Arabes qui avaient les premiers enseigné de guérir, et l'anatomie s'élève pour servir de bâse à cet art. Vers la fin du 12me siècle, l'empereur Fréderic II rendit une ordonnance qui imposait à quiconque aspirait au titre de chirurgien, l'obligation d'avoir disséqué, et à la sollicitation de Martianus son médecin, il créa aux écoles de Sicile et de Naples une chaire d'anatomie, afin que cette science fut démontrée tous les cinq ans. Toutefois les bienfaits de cette sage institution ne se réalisèrent point de son vivant, ce ne fut qu'en 1315 que Mundinus, professeur à Bologne, disséqua publiquement deux cadavres de femme et donna l'exemple aux anatomistes de l'Italie. A la même époque, Henri de Hermondavilla, professeur à Montpellier, se livrait à dissections et excitait à l'étude de l'anatomie par son exemple aussi bien que par ses préceptes : « Tout ouvrier, disait-il, est tenu de savoir et connaître le sujet sur lequel il opère, autrement, il erre en ouvrant. » Guy de Chauliac rapporte dans la préface de sa grande chirurgie, que Henri de Hermondavilla avait dessiné d'après nature treize planches sur lesquelles il démontrait les principales parties du corps ; il nous apprend aussi, que son maître Bertucius enseignait l'anatomie à Montpellier, sur un cadavre humain, et qu'il en fesait le sujet de quatre leçons : une sur les viscères du bas ventre, une autre sur ceux de la poitrine, la troisième sur le cerveau, et la dernière sur les membres.

Bertucius.

L'Italie et le midi de la France furent donc le second berceau de l'anatomie, comme la Grèce et l'Égypte avaient été le premier, et ce que n'avaient point fait les écoles de Cordoue, de Tolède et celle de Salerne était réservé à la nôtre. Qu'il me soit permis d'arrêter l'attention sur cette lutte victorieuse contre les préjugés, sur cette tendance à l'observation directe, sur ce besoin naissant de notions positives. Les premiers efforts des anatomistes de Montpellier doivent d'autant plus nous étonner, qu'à la même époque et dans le même lieu, des hommes très célèbres laissaient délirer leur esprit sur le terrain peu solide de l'alchimie et de l'astrologie judiciaire, et asservissaient l'anatomie elle-même au caprice de leur imagination. Arnaud de Villeneuve considérait le cœur comme le principe de la vie de l'homme, et le compa-

Arnaud de Villeneuve.

rait au soleil qui est la source de la chaleur. Le cerveau et la moëlle des os étaient assimilés à la lune dont ils suivaient les phases diverses. Les autres planètes avaient aussi leur influence particulière ; Jupiter l'exerçait sur les poumons, Mars sur le foie, Saturne sur la rate, Vénus sur les reins et Mercure sur les organes de la génération.

Ainsi le zèle des anatomistes avait à lutter contre deux puissants obstacles, l'un inhérent à la direction scientifique qui était encore mauvaise, et l'autre représenté par l'exigeance des temps qui attachait un respect absolu à nos dépouilles mortelles. Aussi, les rares dissections faites dans le principe par Hermondavilla furent-elles opérées dans le silence ; il est même probable que des cadavres furent arrachés de leurs tombeaux. En 1376 on obtint du duc d'Anjou, gouverneur du Languedoc, la permission de prendre chaque année, pour les démonstrations publiques, le corps d'un des criminels que l'on exécuterait, et cet édit fut confirmé, dans la suite, par Charles-le-Mauvais, roi de Navarre, seigneur de Montpellier, et plus tard par les rois de France, Charles VI et Charles VIII. Une telle autorisation fut très avantageuse ; quoiqu'elle ne laissat pas à l'instruction des anatomistes un champ bien étendu ; mais la nouvelle science se plaçait en quelque sorte sous la tutelle du pouvoir et la voie était ouverte à qui voulait la parcourir. Bernard Gordon et Guy de Chauliac y parurent les premiers.

Bernard Gordon fut un des hommes remarquables de son siècle quoiqu'il soit aujourd'hui entièrement oublié. Il commença a enseigner la médecine à Montpellier en 1285, et écrivit un grand nombre d'ouvrages parmi lesquels on a distingué celui qui a pour titre : *Lilium medicinæ*. Les auteurs avaient alors la manie de donner à leurs ouvrages les titres fastueux de *Lilium* ou de *Rosa*; ils avaient une haute opinion d'eux-mêmes, prétendaient lire dans les astres, cherchaient la pierre philosophale, possédaient des remèdes prétendus souverains, et exageraient les applications de leurs connaissances les plus simples. C'est dans cet ouvrage, publié en 1303, que Bernard Gordon traite de l'anatomie des yeux, de l'oreille, des narines, de la bouche, du cou, de la luette, de l'œsophage, des intestins et de la rate. Les descriptions y sont incomplètes et révèlent l'enfance de l'art.

Le nom de Guy de Chauliac est plus célèbre surtout dans les fastes de la chirurgie, science que notre auteur se fit gloire de professer bien qu'elle fut alors flétrie par une indigne alliance. Guy de Chauliac fit à Montpellier ses études médicales, y prit ses degrés, mais il n'ait pas certain qu'il y ait été professeur, comme Freind l'assure dans son histoire de la médecine. Mundinus venait d'imprimer à l'anatomie un mouvement rapide : Guy de Chauliac voyagea en Italie, séjourna dans les écoles, fit commerce de science avec Mundinus, et revint ensuite en France où il

composa sa grande chirurgie qui resta long-tems classique, sous le titre de *Guidon*. C'est dans cet ouvrage
que Guy de Chauliac a inséré un petit traité anatomique, où il corrige les erreurs de Hermondavilla
et Lanfranc qui prenaient les épiphyses pour des os
particuliers et n'avaient pas des notions exactes sur
les os de la tête. Il y donne une description exacte
de l'humérus, et exprime l'opinion entrevue par Galien, et formulée plus tard par Willis, sur l'existence des nerfs, du sentiment et du mouvement. Les
œuvres de Guy de Chauliac lui valurent une grande
réputation, et on peut le considérer comme le père
de la chirurgie française. Toutefois ses écrits se res-
sentent de l'époque, le style en est diffus, les bonnes
idées sont délayées dans une foule de digressions qui
en rendent la lecture pénible, et l'anatomie, quoique plus épurée que celle de Gordon, y est encore
fautive ou incomplète.

Jusqu'ici les écrits publiés à Montpellier sur la Rondelet.
science anatomique n'avaient pas une grande valeur
et l'on peut dire qu'ils se réduisaient à quelques découvertes sans importance, ou à des descriptions plus
exactes que celles données par les anciens. L'école
de Paris naissait à peine et ne comptait parmi ses
anatomistes que Gonthier d'Andernach ; l'Italie seule
voyait la science prospérer dans son sein et préparait
cette grande régénération qui, commencée dans le
15me siècle, se compléta dans le 16me. Rondelet
naquit alors à Montpellier, et marqua sa place par-

mi les hommes puissants par l'intelligence que le 16me siècle vit paraître en si grand nombre. Montpellier, lieu de sa naissance, fut aussi celui de ses premières études qu'il fit sous Jean Schyron. Il eut pour condisciples Saporta et Dortoman qui devinrent plus tard professeurs, Nostradamus, célèbre par ses prophéties, et Rabelais qui, dans son Pentagruel, met Rondelet sous le nom de *Rondibilis*. Attiré à Paris, où les liaisons qu'il eut avec Gonthier d'Andernach lui facilitèrent les moyens d'étudier l'anatomie, Rondelet s'appliqua avec ardeur à cette science, revint ensuite à Montpellier où il fut nommé professeur, accompagna bientôt le Cardinal de Tournon dans ses voyages, profita de sa position pour receuillir une foule de documents sur l'histoire naturelle; et enfin, muni de connaissances très variées, il commença un enseignement qui lui valut une grande renommée. Un des premiers ouvrages publiés par Rondelet fut son histoire des poissons, avec figures, ouvrage original, où le mérite de l'auteur se révèle et prouve combien le goût de l'observation avait déjà fait des progrès. Cuvier qui de nos jours a composé sur le même sujet une des plus belles monographies que l'on possède, le cite plusieurs fois avec éloge.

Rondelet fit, en anatomie, des découvertes très importantes : il est le premier qui ait donné une bonne description des vésicules séminales ; il serait même juste de lui en attribuer la découverte, car ce qu'en dit Hippocrate, à qui Morgagni la rapporte, est trop vague pour que Rondelet ait pu en profiter. Notre auteur est le premier qui ait fait connaître la valvule iléo-cœcale avec tous les détails qui concernent sa position, sa structure et ses usages. Son disciple Bauhin, en s'attribuant le mérite de l'avoir découverte, n'a fait que tronquer la vérité et oublier la reconnaissance. Rondelet est encore le premier qui ait eu des idées nettes sur les papilles mamillaires des reins, il a reconnu et décrit la poulie du muscle grand oblique de l'œil, et il n'est pas douteux qu'il n'eut légué à la science bien d'autres acquisitions nouvelles, si l'occasion de disséquer des cadavres humains se fut présentée à lui plus souvent. Mais vaincu par l'empire des préjugés encore dominants, il fut souvent réduit à disséquer des singes ou autres animaux, comme l'avait fait autrefois Galien, et à attendre les heureuses circonstances où il lui était permis de cultiver l'anatomie sur l'homme même. Il poussait si loin le désir de s'instruire et d'instruire ses disciples, qu'il oubliait quelquefois les sentiments les plus naturels pour en trouver le moyen. Joubert, son historiographe, rapporte qu'il pria Fontanus son collègue, dangereusement malade, de se laisser disséquer après sa mort ; Fontanus y consentit et c'est sur son cadavre que Rondelet découvrit, avec son élève Posthius, la substance mamelonnée des reins. D'autrefois, il profitait des événements de sa propre famille ; c'est ainsi qu'il démontra à ses élèves le placenta commun de deux

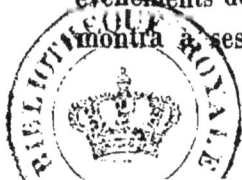

jumeaux, ses enfants ; on raconte même qu'étouffant
la tendresse paternelle , il fit apporter dans l'amphithéâtre d'anatomie le corps de son fils et en fit le
sujet d'une leçon publique. Mais rien ne saurait jus-
tifier à nos yeux ce zèle barbare ; la nature ne doit
jamais perdre ses droits.

Une des circonstances qui honorent le plus la vie
de Rondelet, c'est d'avoir fait construire le premier
amphithéâtre d'anatomie qui ait été élevé en Europe.
Cette fondation dut être bien avantageuse , il n'est per-
sonne qui ne reconnaisse l'heureuse influence *du lieu
propre aux études* dont parle Hippocrate. Rondelet
mourut en 1566 : sa vie entière avait été agitée par
le désir d'étendre le domaine de toutes les sciences,
car il cultiva non-seulement avec succès l'anatomie,
mais encore l'histoire naturelle, la médecine et l'a-
griculture. Il avait même le sentiment des beaux arts,
la musique était pour lui pleine d'attraits ; d'une âme
ardente et passionnée pour les intérêts de tout genre,
il avait embrassé la réforme et s'était constitué un de
ses défenseurs les plus actifs.

Disciples de
Rondelet.
Sous un tel homme durent se former de nombreux
disciples : en effet, l'héritage scientifique de Rondelet
échut à un grand nombre d'adeptes qui tous devinrent
célèbres et dont les uns allèrent répandre au loin l'instruction qu'ils avaient acquise, tandis que d'autres la
propagèrent dans le foyer même où ils l'avaient pui-
sée. Parmi les premiers nous trouvons des hommes qui
peuvent être comptés parmi les véritables fondateurs

de l'anatomie. *J. Sylvius*, reçu docteur à Montpellier à un âge assez avancé, alla dans la capitale répandre le goût de cette science. Il fit faire de grand progrès à la myologie, donna des noms particuliers à un grand nombre de muscles et découvrit dans le cerveau le canal de communication du troisième et du quatrième ventricule. *Coïter* et *Gaspard Bauhin*, élèves particuliers de Rondelet, retournèrent en Suisse et en Allemagne où ils enseignèrent l'anatomie avec éclat. Il est pénible d'avouer que l'un et l'autre furent ingrats envers leur maître et s'attribuèrent les découvertes qu'il avait faites. L'illustre *Vesale*, ce Luther de l'anatomie, ainsi qu'on l'a appelé, profita aussi des leçons de Rondelet pendant les quelques années qu'il séjourna à Montpellier. *Posthius* retourna en Hollande sa patrie, pour y mettre à profit les connaissances acquises auprès des professeurs de Montpellier, mais plus fidèle à ses affections et à la vérité que Coïter et Bauhin, il prôna hautement le mérite de Rondelet, fit valoir ses découvertes et le vengea des plagiats de l'Italien Colombus. Complétons cette flatteuse énumération de disciples par le nom de *Rousset* dont plusieurs écrivains ont frustré notre école. Rousset composa un traité sur les organes de la circulation fœtale, mais c'est surtout comme chirurgien qu'il a acquis de la célébrité, il préconisa les injections dans la vessie pour faciliter l'extraction de la pierre et publia sur l'enfantement cœsarien un travail dont l'importance suscita beaucoup d'éloges et beaucoup de critiques. —

Rondelet avait aussi formé des élèves à Montpellier;
Joubert. l'un d'eux, Laurent Joubert, lui succéda comme professeur, mais se distingua à d'autres titres que celui
Cabrol. d'anatomiste. Cabrol se montra beaucoup plus digne de ce nom et son souvenir s'est perpétué par les citations des auteurs classiques. Né à Gaillac près d'Alby, et venu à Montpellier pour étudier la médecine, Cabrol sentit se développer en lui le goût pour l'anatomie et s'y adonna avec succès. Il suivit bientôt Joubert à la cour de Henri III, et pendant son séjour à Paris, assista aux leçons de Severin Pineau qui se flatte de l'avoir eu pour auditeur. En 1595, peu de temps après son retour à Montpellier, Henri IV créa pour lui la place de dissecteur ou anatomiste royal. Cabrol s'en acquitta avec tant de distinction que sa réputation parvint de nouveau à la cour et qu'Henri IV le nomma son premier chirurgien. —

Cabrol nous a laissé deux ouvrages, l'un sous le titre d'*Alphabet anatomique*, l'autre sous celui d'*Observations anatomiques;* le premier est une sorte de tableau synoptique de toutes les parties du corps humain, résume tout le positif de la science d'alors et a dû être un guide excellent pour les élèves. Si l'on ne déduisait ce jugement de la lecture même de l'ouvrage, on l'adopterait en prenant connaissance des nombreux éloges, sonnets et pièces poétiques adressés à Cabrol, par ses contemporains ou ses élèves, et imprimés en tête de ses œuvres. Le recueil des observations anatomiques se compose de faits qui aujourd'hui même conservent tout leur intérêt et sont reproduits dans les ouvrages modernes. C'est ainsi qu'il parle d'un écoulement d'urine par l'ombilic accasioné par une membrane qui bouchait l'orifice de l'urèthre et guéri par l'incision de cette membrane ; ailleurs , il cite deux faits de lésion de la partie antérieure du cerveau, avec perte de mémoire si complète que les sujets qui avaient éprouvé ces lésions furent obligés d'apprendre de nouveau à parler et à lire. Sur un individu qui succomba à un ictère et qui était remarquable par sa voracité , Cabrol ne trouva qu'un seul intestin presque sans circonvolutions ; le canal cholédoque obturé à son embouchure dans le duodénum était très dilaté dans le reste de son étendue. On lit dans ce recueil l'observation d'un soldat qui fut pris au moment où il voulait violer une fille ; le duc de Montmorency le fit pendre ; son corps fut porté à l'amphithéâtre de Montpellier , et à la dissection, Cabrol ne trouva point de testicules ni au dehors, ni au dedans de l'abdomen ; les vésicules séminales étaient remplies d'un liquide analogue à la semence, mais qui n'était probablement que du mucus. Cabrol s'appuie du témoignage de Saporta, Feynes et Joubert pour garantir l'authenticité du fait. — Notre anatomiste a été un des premiers à signaler l'existence d'un muscle longitudinal placé sur les côtés du sternum au niveau de l'attache du grand pectoral ; il fait mention dans le même recueil d'une femme qui avait quatre mamelles, il rapporte aussi le résultat de l'ouverture du corps du professeur Feynes auquel il ne trouva qu'un seul rein très développé. Un domestique de ce professeur, tué un mois auparavant, avait aussi présenté un seul rein couché en travers sur la colonne vertébrale. Les quelques faits que nous venons de rappeler servent à prouver que l'on ne se bornait point alors à un examen grossier des parties, mais que l'anatomie anormale et pathologique fixait aussi l'attention des savants de cette époque. —

Dulaurens. Montpellier voyait encore se former dans son sein un autre anatomiste auquel les écrits, et peut-être les places et les honneurs qu'il obtint, valurent une grande vogue. Dulaurens qui fut dans la suite premier médecin de Henri IV et de Marie de Médicis était venu en 1585 pour étudier la médecine. Il obtint bientôt une chaire de professeur, succéda à Joubert et remplit les fonctions de sa charge pendant quatorze ans, avec un succès que n'ont pu flétrir les sarcasmes de Guy Patin.

Dulaurens est l'auteur d'une anatomie de l'homme très étendue et très complète. Elle est écrite en latin et se fait remarquer par cette érudition qui est passée de mode en France, mais qui fait honneur à nos aïeux et prouve que leur vie entière était vouée au culte de la science.

Dulaurens a vérifié une observation déjà faite par Rondelet et Cabrol au sujet de l'absorption du chyle par les veines mésaraïques, il avance que cette humeur est portée au foie où s'opère la modification qui transforme le chyle en sang. Notre anatomiste a le premier parlé de la structure musculaire de la matrice pendant la grossesse; il a décrit une ouverture que l'on observe quelquefois au bas du sternum, il a décrit aussi avec exactitude le péricarde dont les blessures sont suivies d'un écoulement de sérosité ; il prétend même que c'est de l'intérieur de cette poche que vint l'eau qui s'écoula de la plaie de J. C. Une pareille assertion, émise dans le siècle précédent par Béranger de Carpi, lui avait attiré les tracasseries du tribunal de l'inquisition. Dulaurens est encore un des premiers qui ait avancé que la vision se fait par la réception et non par l'émission des rayons lumineux.

Quelques talents d'observation qu'ait montré Dulaurens, il n'a pu échapper complétement aux séductions d'une opinion assez bizarre. A l'exemple de Gaspard Bauhin, il retrouve dans l'homme le simulacre de tous les phénomènes de la nature ; les scintillations des yeux sont comparées aux éclairs, les grondements intestinaux rappellent ceux de la foudre, les tintements d'oreilles ressemblent aux vents et aux orages; certaines humeurs sont analogues à la pluie, les larmes sont comparables à la rosée, les crachats épais à la grêle, les mouvements convulsifs aux tremblements de terre : Dulaurens pousse même l'extravagance, jusqu'à rapprocher les calculs vésicaux des fossiles contenus dans les entrailles de notre planète. Sans doute rien ne justifie de pareils rapprochements ; mais on ne peut s'empêcher de remarquer qu'un sentiment secret a toujours porté l'homme à se comparer à l'uni-

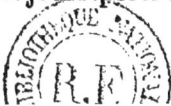

vers. La philosophie des anciens a créé la conception du macrocosme et du microcosme, et en Allemagne, quelques esprits contemplatifs développent aujourd'hui le système anatomique de la philosophie de la nature et veulent retrouver la forme de toutes les parties de l'univers dans celle de la terre, la forme de la terre dans celle de l'homme et dans la tête de celui-ci, la forme de toutes les parties de son corps.

Olaüs Wormius, connu par sa découverte ou plutôt sa bonne description des os wormiens, *Poupart* qui attacha son nom au repli inférieur de l'aponévrose du grand oblique et *Schultzius* reçurent dans Montpellier leur première instruction anatomique et furent les contemporains de Dulaurens; mais celui-ci eut pour élève particulier *Th. Gelée* qui publia une traduction française des œuvres de son maître et se rendit recommandable par son exacte description des osselets de l'ouïe dont il constata le grand développement dans le jeune âge. Gelée a également signalé les inégalités de la surface externe du temporal qu'il attribue à l'action du crotaphite. Cet anatomiste a très bien décrit les dents ainsi que les vertèbres.

Richer de Belleval. Après la mort de Dulaurens l'anatomie resta quelque temps sans impulsion. On avait confié son enseignement à Richer de Belleval, ancien favori du duc de Montmorency, et qui n'aimait pas l'école de Montpellier où il n'avait pas pris son titre de docteur. Nommé à la fois professeur d'anatomie et de botanique,

Richer de Belleval ne voulut jamais s'astreindre à démontrer la première science. Les avis de la faculté et ceux du pouvoir furent inutiles pour l'y décider : il laissa ce soin au démonstrateur ou anatomiste royal qui lui était adjoint. Cette conduite condamnerait Belleval à un juste oubli, si la fondation du premier jardin de botanique qu'il y ait eu en France ne lui était due et ne consacrait sa mémoire.

Ranchin de Montpellier, ancien ecclésiastique et Ranchin. possesseur d'une grande fortune, était parvenu au grade de chancelier en 1612. Sans avoir de grandes connaissances en anatomie, Ranchin comprit leur utilité et employa son influence pour encourager cette branche importante de la médecine. Il fit construire un amphithéâtre à la place de l'ancien bâti du temps de Rondelet et l'orna magnifiquement de plusieurs marbres qu'il se procura des anciens édifices de Nismes. On grava sur l'un deux une inscription qui rappelait la donation de Ranchin et honorait la science à laquelle on édifiait un temple nouveau.

Les encouragements donnés par Ranchin ne furent pas sans résultat, car une ère nouvelle s'ouvrit pour l'anatomie et l'on vit paraître plusieurs hommes dont le nom sera à jamais célèbre.

Citons d'abord Pecquet dont les découvertes mar- Pecquet. quent une grande époque de l'anatomie et qui fit pour la circulation du chyle ce que l'illustre Harvey venait de faire pour celle du sang (1628). C'est en étudiant la médecine à Montpellier vers l'an 1650, que

Pecquet eut occasion de faire la brillante découverte du réservoir du chyle. Long-tems avant, Aselli avait aperçu les vaisseaux lactés, Eustache avait vu le canal thoracique sur le cheval, et cependant la marche du chyle était encore inconnue; les uns le conduisaient en totalité dans le foie, d'autres le fesaient élaborer dans le pancréas d'Aselli, on ignorait enfin dans quel point et de quelle manière il se mélangeait avec le sang. Pecquet reconnut que le réservoir qui porte son nom était l'aboutissant des vaisseaux lactés et l'origine du canal thoracique, il conduisit ainsi le chyle depuis l'intestin jusqu'à la veine sous-clavière et dota la science d'une des acquisitions les plus utiles qu'elle ait faites. Pecquet nommé membre de l'académie des sciences en 1666, année de sa fondation, fixa son séjour dans la Capitale et y publia divers mémoires anatomiques.

Vieussens. L'anatomie était florissante dans toutes les parties de l'Europe : l'Angleterre avait produit Harvey et possédait Graaf et Glisson, la Hollande se glorifiait de Ruysch, Malpighi brillait en Italie; en Suède, Olaüs Rudbeck découvrait les vaisseaux lymphatiques; en Danemark, Thomas Bartholin enrichissait la science du fruit de ses travaux, et à Paris, le nom de Duverney, non moins florissant, contrebalançait les autres réputations Européennes; Vieussens parut à Montpellier comme une des productions de ce siècle si fécond. Né dans le Rouergue, de parents sans fortune, Vieussens vint dans notre ville étudier la médecine et se

distingua par une application constante à l'anatomie.
En 1671, il fut élu médecin de l'hôpital Saint-Éloi qui
devint le théâtre de ses grandes découvertes sur la
névrologie. Louis XIV le nomma bientôt son médecin
et le pensionna de deux milles livres. C'est à son retour
de Paris que Vieussens eut avec Chirac sa fameuse
dispute sur l'acide du sang, ce fut alors aussi qu'il
travailla à ses ouvrages d'anatomie. Il ne fut point
membre de la faculté, mais Sauvages reconnaissait
qu'il l'avait tant honorée qu'il fit placer son portrait
parmi ceux des professeurs.

Vieussens est l'auteur d'un traité du cerveau et des
nerfs, sous le titre de *Nevrographia universalis*, fruit
de travaux longs et pénibles et bien supérieur à l'ouvrage de Willis sur le même sujet. L'auteur, après
avoir décrit les membranes encéphaliques, aborde
l'examen de l'encéphale lui-même, rend compte du
mode spécial de ses dissections et donne une description étendue des diverses parties de cet organe si
complexe. La substance blanche des hémisphères
cérébraux dont Vieussens a nettement indiqué la disposition a retenu son nom; cet anatomiste a aussi
découvert la valvule médullaire du quatrième ventricule. Sa Nevrographie est ornée de figures exactes
qui en relèvent beaucoup la valeur; l'une d'elles repré-
sente fidèlement le passage des fibres des pyramides
à travers la protubérance annulaire, leurs rapports
avec les pédoncules cérébraux et permet de les sui-
vre jusque dans les corps striés. Gall, qui est souvent

cité comme ayant démontré cette disposition, n'a fait que l'emprunter à Vieussens. Toutefois l'auteur de ces découvertes n'en profite pas comme il aurait pu le faire ; elles ne lui servent de bâse que pour la théorie erronée des esprits animaux. La substance corticale du cerveau considérée par lui comme glanduleuse sert à l'élaboration des esprits, et les filets médullaires, regardés comme des canaux névro-lymphatiques, servent à leur transport.

La Névrologie de Vieussens quoique fautive au point de vue théorique acquit une grande vogue et devint classique. Le roi d'Espagne lui-même ne dédaigna pas de la lire : c'était une époque où les souverains aimaient l'anatomie. Olaüs Rudbeck recherchait les vaisseaux lymphatiques sous les yeux de Christine reine de Suède et Dionis démontrait les principaux viscères du corps humain à la reine de France. —

Vieussens a écrit plusieurs ouvrages sur le cœur et a donné son nom au bourrelet de la fosse ovale. On peut reprocher à cet anatomiste d'avoir trop emprunté à la chimie avant qu'elle fut capable de fournir de grandes lumières ; de là ses hypothèses sur le sel acide du sang, sur les fermentations qu'il détermine, sur le rôle important joué par les mixtes. De pareilles erreurs sont surtout trop répandues dans son traité des *Liqueurs du corps humain*. Vieussens a encore publié plusieurs ouvrages parmi lesquels on distingue un traité sur la structure de l'oreille, un autre sur les vaisseaux, et des expériences sur la composition

et l'usage des viscères. C'est ainsi qu'une longue existence fut consacrée à d'utiles travaux que n'interrom-
pirent ni l'opposition jalouse de ses contemporains, ni
les dépenses très grandes exigées pour leur exécution.
La postérité plus juste a dignement honoré la mémoire du célèbre anatomiste de Montpellier. Morgagni
consacre l'éloge de Vieussens par ces mots : *Academiæ
Monspeliensis decus et lumen*, et Portal dans son histoire de l'anatomie dit que toutes les Facultés de
l'Europe souhaiteraient de le compter parmi leurs
membres.

A la même époque Chirac nommé professeur ensei- Chirac.
gnait l'anatomie avec assez d'éclat, quoiqu'il fut inférieur à Vieussens et qu'au rapport de Sénac il ne se
soit élevé qu'à la faveur d'un intrigue habilement
maniée. Chirac a néanmoins mérité une place honorable dans l'histoire : Fontenelle, auteur de son éloge,
raconte qu'en 1656, il fut envoyé à Rochefort où exis-
tait le mal de Siam; le professeur de Montpellier, appré-
ciant tous les avantages de l'anatomie pathologique,
ouvrit dans un court espace de tems plus de cinq cents
cadavres, reconnut la nature de la maladie et en
déduisit le traitement convenable. Ayant été lui-même
atteint par l'épidémie, Chirac s'appliqua avec succès
le traitement auquel il soumettait ses malades.

Chirac soutint contre Vieussens une polémique
futile au sujet de l'acide du sang que l'un et l'autre
prétendaient avoir découvert; jamais si faible enfant
n'eut des pères si forts; on a peine à concevoir une
guerre acharnée pour un objet imaginaire.

Nous devons à Chirac un travail sur la structure des cheveux ; il est un des premiers qui ait décrit leur bulbe, leur mode d'implantation et la manière dont ils sont sécrétés ; mais il a tellement prôné cette découverte que cette importance exagérée en a beaucoup diminué le mérite réel. Il est aussi l'auteur d'un ouvrage sur les mouvements du cœur où il renouvelle d'une manière assez faible l'hypothèse du feu central de Descartes ; mais il donne sur l'organisation de ce viscère des détails que les modernes n'auraient pas dû oublier. Chirac y fait mention de fibres qui partent de la base du cœur, descendent, se réfléchissent et décrivent une sorte de spirale dont le sommet de l'anse répond à la pointe de l'organe. On lit, dans les mémoires de l'académie des sciences, un mémoire de Chirac, sur le vomissement, dans lequel il prétend que l'estomac est inerte dans cet acte, opinion renouvelée de nos jours par M. Magendie. Enfin le journal des savants contient un mémoire du même auteur sur les moyens de conserver la vie à un animal après la décapitation. Ce moyen consiste à produire une inspiration artificielle en insufflant les poumons par la trachée artère. Il était connu de Vésale que Chirac n'a pas cité.

Appelé à la Cour comme médecin, et revêtu de charges et de titres honorifiques, Chirac termina sa carrière dans la Capitale, mais en mourant, il songea à l'école qui avait été le premier théâtre de ses succès et lui légua par testament une somme de

30,000 fr. pour la création de deux chaires, l'une d'a-
natomie comparée et l'autre dont le professeur serait
chargé d'expliquer le livre de Borelli, *de Motu anima-*
lium; nous ignorons pourquoi ces deux chaires, et
surtout la première, n'ont pas été fondées.

Lapeyronie.

Chirac avait formé à Montpellier un élève qui donnait les plus belles espérances : c'était Lapeyronie.
Ce grand chirurgien nacquît dans notre ville en 1678,
y prit ses degrés et fit long-temps des cours d'anatomie qui lui valurent la place de dissecteur royal.
Appelé à Paris par Chirac, alors médecin du régent,
Lapeyronie fit profiter la Capitale de ses talents dont
Montpellier eut été si jaloux de conserver la possession. Il y mérita la distinction la plus honorable soit
par ses talents, soit par son zèle pour le bien public.
C'est ainsi qu'il travailla de concert avec Mareschal
pour faire créer cinq places de démonstrateur dans
l'amphithéâtre de Saint-Côme et fonda l'académie de
chirurgie qui a tant fait pour les progrès de l'art et
la gloire de la France. Enfin, surpassant en munifi-
cence son maître Chirac, Lapeyronie légua par testament une somme immense pour créer des établisse-
ments convenables à la prospérité des sciences. Montpellier lui doit le bel édifice de Saint-Côme autrefois
consacré à l'enseignement de la chirurgie, aujour-
d'hui affecté à une moins noble destination.

Senac, Drelincourt, J. Duverney, Sylva, Gourrai-
gne, Athalin et Littre s'étaient formés à Montpellier
en même temps que Vieussens et Chirac.

Deidier. Après ce dernier, Deidier, gendre de Vieussens, enseigna l'anatomie et publia un traité sur cette matière. C'est un ouvrage concis et clair, mais qui contient peu d'idées originales et le cède de beaucoup à l'anatomie de Winslow qui parut à peu près à la même époque. Deidier a présenté un tableau coordonné de tous les muscles du corps humain, qui probablement n'a pas été étranger à celui que Dumas présenta plus tard sur le même sujet.

Ferrein. En 1746, la chaire de Deidier fut mise au concours et adjugée à l'unanimité à Ferrein. Cet anatomiste déjà célèbre et appelé à le devenir davantage, s'était formé dans notre école et se voyait couronné par elle de la manière la plus flatteuse. Le pouvoir ne jugea point comme la faculté, et alléguant des motifs de convenance, nomma Fizes qui avait été porté comme second candidat. Ferrein se rendit alors à Paris où sa disgrace ne fut point un obstacle pour sa renommée. Il publia plusieurs écrits remarquables, un, entr'autres, sur les fonctions des organes vocaux où il établit que les replis de la glotte qui portent son nom vibrent comme des cordes dans la phonation.

Fizes. Fizes remplit les devoirs de sa place avec exactitude, mais avec peu d'éclat. On ne lui doit aucun travail important; dans son tableau des parties solides du corps humain, il donne même pour des réalités, beaucoup d'hypothèses vaines. Sa réputation fut néanmoins très grande. Rousseau rapporte dans ses confessions, qu'il fit le voyage de Montpellier pour venir le consulter, et d'ailleurs le souvenir de Fizes est encore aujourd'hui populaire. Il excellait dans la pratique de la médecine, saisissait rapidement le caractère de la maladie la plus compliquée et brillait surtout dans le pronostic, on cite souvent à ce sujet la réalisation d'une prédiction qu'il fit à Bordeu et à Venel sur leur genre de mort.

L'anatomie ne devait point s'éteindre dans la cité médicale, car le véritable progrès a de nombreux éléments, et, si à Montpellier on se fut borné à étudier seulement la science des maladies sans cultiver celle de l'organisation, la médecine n'y serait point arrivée à un degré aussi élevé. Théophile Bordeu, né en Béarn en 1722, venait de se faire recevoir docteur et avait consacré le tems de sa scolarité à faire des cours d'anatomie à ses condisciples. Il obtint bientôt le titre de professeur et fut nommé inspecteur des eaux minérales des Pyrénées. En 1747, il devint membre correspondant de l'académie des sciences, et en 1754, docteur régent de la faculté de Paris où il fixa sa résidence.

Bordeu a écrit des ouvrages d'anatomie et de médecine, les premiers ont paru à Montpellier, les seconds à Paris, il est remarquable que ce soit la première ville qui revendique Bordeu comme anatomiste, et Paris comme médecin.

L'histoire de la chylification fut le premier ouvrage de Bordeu : la description des muscles qui meuvent la mâchoire y est neuve, l'auteur y détermine la véri-

Bordeu.

table action du ptérygoïdien externe qui est de porter
la mâchoire en avant; il rectifie quelques erreurs de
Heister au sujet des glandes molaires et prouve expé-
rimentalement que l'estomac change de position pendant sa réplétion, ce qu'avait aussi constaté Winslow.
Bordeu fit paraître presqu'en même tems une disser-
tation sur les sensations dans laquelle il admet que les
nerfs sont tubuleux et susceptibles de contraction et
de relâchement. Une telle erreur a lieu d'étonner de
la part de cet observateur en général très exact. Ses
recherches anatomiques sur la position des glandes
sont un ouvrage bien autrement précieux. Bordeu a
pour but de prouver que les glandes ont un mode
d'excrétion qui leur est propre, pour lui l'excrétion
semble se confondre avec la sécrétion, c'est un acte
purement vital qui ne s'opère pas constamment de la
même manière et se trouve augmenté ou diminué,
comme Bordeu le dit lui même, suivant que les glandes sont en état de veille ou de sommeil. On trouve
dans ce traité des détails anatomiques intéressants sur
les glandes salvaires, sur l'épiglotte, la thyroïde, etc.
Bordeu pense avoir découvert le conduit excréteur de
la thyroïde, et dit l'avoir suivi depuis cet organe jusqu'au premier cerceau de la trachée artère qu'il tra-
verse, pour se jeter dans les voies aëriennes. Il raconte ses observations à ce sujet, avec tant de naïveté et
en les colorant d'une si grande vraisemblance, que
j'ai voulu moi-même les vérifier. Je me suis convaincu que ce prétendu canal excréteur, n'est qu'une

veine qui du corps thyroïde se porte dans la muqueuse
de la trachée en traversant un des trous que présente
constamment son premier anneau. Dans le même ouvrage, Bordeu émet au sujet des fonctions de la thyroïde, du thymus et des capsules surrénales des con-
sidérations que M. Broussais n'a fait que reproduire
avec plus de précision, en disant que ces organes sont
des diverticules du sang. Les recherches de Bordeu
sur le tissu muqueux ou cellulaire mirent le comble
à la réputation de leur auteur. Il considère ce système organique comme une matière parenchymateuse
dans laquelle les parties s'organisent et se disposent.
Le tissu celluleux établit ce que l'on a nommé le
département des viscères. Chacun de ceux-ci a une
atmosphère celluleuse, ou une portion de ce tissu qui
a rapport à son action. C'est ainsi qu'à l'aide de ses
expressions figurées, Bordeu nous transmet ses idées
avec une heureuse fidélité. C'est lui qui a appelé le
sang de la chair coulante, qui a établi l'ingénieuse
métaphore du trépied vital; Bordeu a donné la vie à
l'anatomie, il a préparé la voie que Bichat a parcou-
rue avec tant d'éclat.

Il eut pour contemporain et souvent pour témoin Lamure.
de ses travaux, le célèbre Lamure né en Amérique
et devenu doyen de l'école de Montpellier. Lamure
soutint au concours pour la chaire de Fitzgerald
douze questions dont quelques-unes ont trait à l'anatomie ; mais ce qui le fait ranger avec plus de droit
parmi les représentants de cette science , c'est son

mémoire sur les causes du mouvement du cerveau, inséré parmi ceux de l'académie des sciences. L'auteur prétend et cherche à prouver par des expériences et des raisonnements pleins de sens, que ces mouvements sont dus à la respiration qui favorise la stase du sang dans ce viscère ou son issue par les gros troncs veineux. Cette question a été souvent controversée par les physiologistes. Lamure a fait encore des recherches sur la cause de la pulsation des artères, qu'il attribue au déplacement du cœur et non au choc ni à l'effort latéral de l'ondée sanguine.

Barthez.   En 1741, un concours mémorable fit obtenir à Barthez la chaire d'Imbert, et une ère nouvelle se dessina dans notre école. Si nous jetons un coup-d'œil rétrospectif sur les progrès de l'anatomie à Montpellier, nous remarquons que son caractère a varié suivant les époques. Dégagée de toute application et presqu'uniquement envisagée en elle-même par Rondelet et Dulaurens, elle fut considérée dans ses rapports avec la médecine et la chirurgie par Cabrol. Vieussens la fit servir de base à une doctrine physiologique ; mais, les secours simultanés qu'il empruntait à une chimie grossière, l'éloignèrent de la vérité. Pecquet, Lacaze et Bordeu en firent une application plus heureuse que Vieussens, et commencèrent à signaler les liaisons intimes de l'anatomie et de la physiologie. Barthez paraît, et cette fusion des deux sciences devient complète. Barthez n'est point d'abord anatomiste, pour devenir ensuite physiologiste ; sa

science de l'homme n'est pas une application , mais
une combinaison dans laquelle l'anatomie joue son
rôle concurremment avec toutes les autres bran-
ches de la médecine , car ainsi que Boerhaave , Barthez les possédait et les enseignait toutes. C'est à
l'aide de ces vastes connaissances éclairées par une philosophie sévère , que l'illustre Chancelier de notre
ancienne université , fonda la doctrine du vitalisme
qui produisit une si forte sensation dans le monde
médical , et donna naissance à tant d'ouvrages im-
portants parmi lesquels brillent au premier rang ceux
des professeurs Lordat et Bérard. La conception
du vitalisme est très élevée , et n'a pu partir que
d'une forte tête , mais elle n'explique les phénomènes de
la vie que par une abstraction , et , malheureusement
toutes les abstractions ont un écueil dans notre tendance intellectuelle. L'esprit humain les réalise en
quelque sorte malgré lui , et se prend aussi au piège
qu'il s'est tendu ; beaucoup de vitalistes n'ont pu
éviter cet écueil et ont compromis le sort de leur
doctrine.

Nous l'avons dit , rien n'est purement anatomique
dans les œuvres de Barthez, et cependant l'anatomie
contribue à leur donner de la valeur : mais c'est
surtout dans la nouvelle mécanique des mouvements
de l'homme et des animaux , que Barthez fait recon-
naître combien il est versé dans la science de l'organisation. Les moindres détails d'anatomie humaine
et comparée lui sont familiers , et s'il est vrai que

l'auteur de cet ouvrage ait fait peu de dissections,
il faut qu'il y ait suppléé par une mémoire prodi-
gieuse et par un grand discernement dans les faits
anatomiques qu'il invoque. Barthez réfute l'opinion
de Borelli et d'un grand nombre d'autres physiologistes, qui pensent que les mouvements progressifs
des animaux exigent, outre l'appui nécessaire pour
leur production, une réaction de la part de la terre,
de l'eau ou de l'air, analogue à une force de res-
sort et imprimant un mouvement réfléchi qui devient
la cause de la progression. C'est cette réaction que
Barthez conteste : il trouve une explication plus juste
et plus naturelle dans la succession convenable des
contractions musculaires ; ainsi par exemple, l'action
de marcher est produite par l'impulsion que chaque
jambe donne au corps, lorsque les extenseurs du
talon l'élèvent en le faisant tourner autour de la
plante du pied appuyé contre le sol. L'ouvrage dont
nous ne donnons ici qu'une faible idée, fut composé
pour satisfaire en partie au vœu formé par Chirac au
sujet du livre de Borelli ; nous y renvoyons ceux qui
sont jaloux d'approfondir la matière dont Barthez s'est
occupé.

L'école de Montpellier, qui avait produit Lamo-
rier, Goulard, Solayrès, Pouteau, Marc-Antoine
Petit, Lacaze, Portal et Vicq d'Azyr, s'honorait à pré-
sent de former Girtanner et confiait à Grimaud l'enseignement de l'anatomie et de la physiologie.

Grimaud. Disciple de Barthez et maître de Dumas, Grimaud

est bien placé entre ces deux grands hommes. Nommé professeur adjoint et survivancier de Barthez en
1781 , Grimaud déploya un grand mérite dans la
carrière de l'enseignement ; mais incessamment livré
aux travaux du cabinet , ayant peu interrogé la nature par les vivisections et l'anatomie , il contribua
très peu aux progrès de cette science , et s'occupa de
concilier le système de Stahl avec celui de Barthez.
Notons toutefois qu'il devança Bichat dans l'émission d'une idée , qui fit ensuite la fortune des travaux de ce dernier. Grimaud avait formellement
établi la distinction de la vie extérieure ou animale,
et de la vie intérieure ou organique. Une mort pré-
maturée l'enleva à la science.

En 1795, la chaire d'anatomie et de physiologie Dumas.
échut à Dumas : son époque me semble marquer une
transition entre l'anatomie de Barthez et l'anatomie
moderne. Initié d'abord à Montpellier , aux grandes
vues médicales , Dumas étudia ensuite à Paris la
science de l'organisation sous Vicq-d'Azyr et Dau-
benton ; plus tard il pratiqua la chirurgie , soit à
l'Hôtel-Dieu de Lyon , soit aux armées , et acquit ainsi
des connaissances spéciales dont l'influence devait se
faire sentir. Aussi l'anatomie est-elle plus dépouillée
dans les œuvres de Dumas que dans celles de Barthez ; sans abandonner les idées générales , il se place
davantage au point de vue des détails , le terrain
de l'anatomie descriptive , générale et comparée est
tour à tour exploité. Dumas fait servir celle-ci à l'ex-

position de chaque fonction particulière , et dans *ses*
principes de physiologie , il exprime le regret de n'avoir
pas poussé plus loin son étude. Il entre aussi à l'exemple
de Bordeu dans le domaine de l'anatomie générale,
et avant que Bichat eut établi les distinctions des tissus , Dumas avait exécuté l'analyse du corps vivant,
et montré les éléments anatomiques ou tissus simples.
Il réduit à huit le nombre des tissus organiques ,
savoir : les systèmes nerveux, sanguin, lymphatique,
osseux , musculaire , viscéral , cutanéo-muqueux et
cellulo-séreux. Enfin , Dumas cherche à perfectionner
l'anatomie descriptive , en complétant une réforme
que Chaussier avait commencée. Convaincu comme
Condillac que le progrès des sciences est lié au per-
fectionnement du langage, Dumas vit combien l'anatomie pourrait gagner à un langage plus méthodique,
plus unitaire , il proposa en conséquence , dans son
système de nomenclature des muscles du corps humain ,
d'oublier les anciennes dénominations , et de les rem-
placer par des appellations nouvelles , fondées sur
toutes les attaches des muscles , dont elles devenaient
ainsi une description abrégée.

Nous touchons à des tems plus voisins de nous et
l'intérêt du sujet va doubler , car il parlera à nos
souvenirs et joindra la reconnaissance à l'admiration.
Mais complétons l'histoire du passé, en faisant revivre quelques noms qu'il serait injuste d'oublier. *Gouan*
qu'une longue carrière avait rendu le contemporain
des anatomistes de Montpellier, depuis Bordeu jusqu'à

Dumas, après avoir consacré de longs travaux à la botanique, paya son tribut à l'anatomie comparée, et rectifia et compléta tout à la fois les vieilles observations de Rondelet sur les poissons. Un des plus brillants disciples de Gouan, l'infortuné *Daparnaud*, travailla à l'anatomie des espèces inférieures, et commença avec éclat une carrière scientifique trop tôt terminée ; le célèbre naturaliste *A. Broussonnet* agrandit encore le domaine de l'ichtyologie ; on voit que cette branche de la zoologie a reçu une très grande impulsion de la part des savants de Montpellier ; enfin le modeste *Roubieu* dirigea ses recherches sur l'anatomie humaine, et signala plusieurs muscles capsulaires non décrits jusqu'à lui.

Rappelons aussi les noms de Vigaroux, Méjan, Poutingon, Moutabré et Fages qui, faisant à la chirurgie une heureuse application de leurs connaissances anatomiques, ont mérité de figurer avec honneur dans nos longues annales.

Cependant un homme que l'école de Montpellier Delpech. comptera toujours parmi ses plus illustres membres, fondait sa renommée, faisait presser autour de lui de nombreux élèves et donnait d'éclatants témoignages de son génie. Delpech que le concours nous avait donné en 1813, et qui par une circonstance singulière naissait à l'enseignement au moment où la mort venait de frapper Dumas, comme si les vides laissés par la gloire qui s'éteint ne pouvaient subsister ici, Delpech fut non seulement le restaurateur de la chirurgie dans le midi de la France, mais encore celui de l'anatomie pathologique alors trop négligée. Il avait déjà professé l'anatomie à Toulouse, et y avait institué des prix annuels pour l'auteur du meilleur mémoire sur un sujet qu'il proposait lui-même. Les problèmes dont on demande la solution, sont une indication du genre d'esprit, et celui de Delpech s'y révelait tout entier; je citerai pour preuve, une question qu'il posa sur *les causes finales du squelette humain*. A Montpéllier son zèle fut extrême pour les recherches d'anatomie pathologique; il cultivait cette science avec une ardeur sans mesure; on peut même dire que chez lui dominait plutôt l'enthousiasme que ce calme sévère qui doit présider aux travaux du médecin. Dans tous ses écrits l'anatomie pathologique intervient et fait le sujet d'interprétations ingénieuses. Dans son *précis des maladies chirurgicales*, la description des légions organiques est sans contredit ce qu'il y a de plus remarquable. Les principaux articles de la *chirurgie clinique*; et le *mémorial des hôpitaux du midi* sont édifiés sur des observations d'anatomie pathologique; c'est elle qui guide Delpech dans ses théories sur la puogénie, les cicatrices, la formation des tissus anormaux : enfin, son *Traité d'ortomorphie* est fondé tout entier sur les données de cette science.

Les premiers travaux anatomiques de Delpech se rattachent entièrement à la chirurgie; mais ce champ quoique très étendu ne suffisait point à l'activité de

son esprit; Delpech cultiva aussi l'anatomie philosophique et songea à résoudre par elle les points obs-
curs de la physiologie. C'est dans cette intention qu'il
aborda une des questions les plus difficiles et les plus
litigieuses. Il étudia l'organisation de l'œuf des
oiseaux, observa les phases de son développement et
publia le résultat de ses recherches avec un de ses
élèves M. Coste qui a continué l'étude de l'embryo-
génie et s'est rendu recommandable par ses travaux.
L'œuvre de Delpech est remarquable à plus d'un
titre. L'observation y est sévère, les assertions de
Pander, de Haller, de Baer y sont infirmées ou véri-
fiées avec conviction, des faits nouveaux y sont pré-
sentés, mais les déductions sont-elles logiques et n'en-
gagent-elles pas trop l'avenir de la science? Delpech
ne voit dans l'évolution de l'embryon que le jeu des
forces électro-magnétiques.

Delpech allait combler sa réputation en publiant
un traité de physiologie et un traité de thérapeutique
chirurgicale, lorsqu'il périt victime du désespoir d'un
monomaniaque. Ainsi s'évanouirent sa gloire présente et celle qu'il désirait encore, car Delpech, comme Barthez, aimait la gloire et l'avait pour mobile
de ses actions. Ce sentiment est à la fois noble et
louable et révèle dans celui qui le possède la con-
science de ses propres forces. « On ne saurait dit Mᵉ
de Staël, refuser son estime à ceux dont le but le plus
cher est au de là du tombeau. » Notre maître a subi
la destinée commune aux savants de son époque,

l'année 1832 jeta un voile de deuil sur la science
devenue veuve de plusieurs grands hommes. Spur-
zheim, Paletta, Cuvier, Scarpa, Chaptal, Meckel,
Portal, Delpech s'effacèrent tour-à-tour et mirent fin
à une ère scientifique.

Avec ces hommes ont disparu les représentants de
la science du 18me siècle et le nôtre a accepté la tâche
d'agrandir et de modifier leurs acquisitions. L'anatomie surtout a pris un essor immense : largement
exploitée sous ses points de vue descriptif, général,
pathologique, chirurgical, comparatif et philosophique, elle s'est en quelque sorte constituée la première
des sciences, elle a tout envahi, disons-le, elle a même
trop envahi, mais les esprits exacts savent élaguer
le superflu et profiter de l'utile.

Montpellier n'est point resté étranger au grand
mouvement scientifique ; déjà M. Lordat, dans son
anatomie du Singe-Vert, avait déployé les ressources
de son beau talent ; M. Delmas avait fait revivre à
Montpellier l'art de Zumbo, Fontana et Laumonier
et doté notre musée de magnifiques pièces en cire ;
enfin sans rien perdre de sa splendeur philosophique
l'école de Montpellier a décidément reçu l'influence
du positivisme anatomique, et c'est avec une sorte de
vanité que nous apposerons aux illustrations contem-
poraines les noms de Dubrueil, Dugès et Lallemand
qui sont les moteurs de cette influence. On sait assez
combien les travaux de M. Lallemand ont fait pro-
gresser l'anatomie pathologique, ceux de M. Dugès,

l'anatomie comparée, et quelle impulsion heureuse et féconde M. Dubrueil a imprimé à l'anatomie dans notre école. En proclamant le mérite de pareils maîtres , nous sommes heureux que la reconnaissance du disciple n'influe en rien sur la véracité de l'historien.

Si j'ai réussi dans ce rapide tableau à donner une idée juste de la valeur réelle que l'anatomie à toujours eue dans notre école, il doit jaillir une accusation grave contre ceux qui, dans leurs dénigrations, ont voulu nous ravir la possession de cette science et ont parlé d'une période de déclin. Non , nous conservons, comme autrefois, la force et l'espoir ; semblable à ces hommes qui par la sagesse et la tempérance ont conservé dans un âge avancé la vigueur de leur première constitution, l'antique Faculté de Montpellier s'appuie sur un passé glorieux, tient en main l'actualité de la science et veut encore les palmes de l'avenir (1).

---

(1) Ce travail a servi d'introduction aux leçons d'anatomie que j'ai faites dans l'amphithéâtre de la Faculté, pendant l'hiver de 1836-37. — Les invitations encourageantes d'un grand nombre d'élèves m'ont déterminé à le livrer à l'impression. —

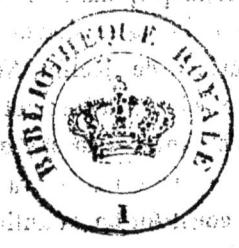

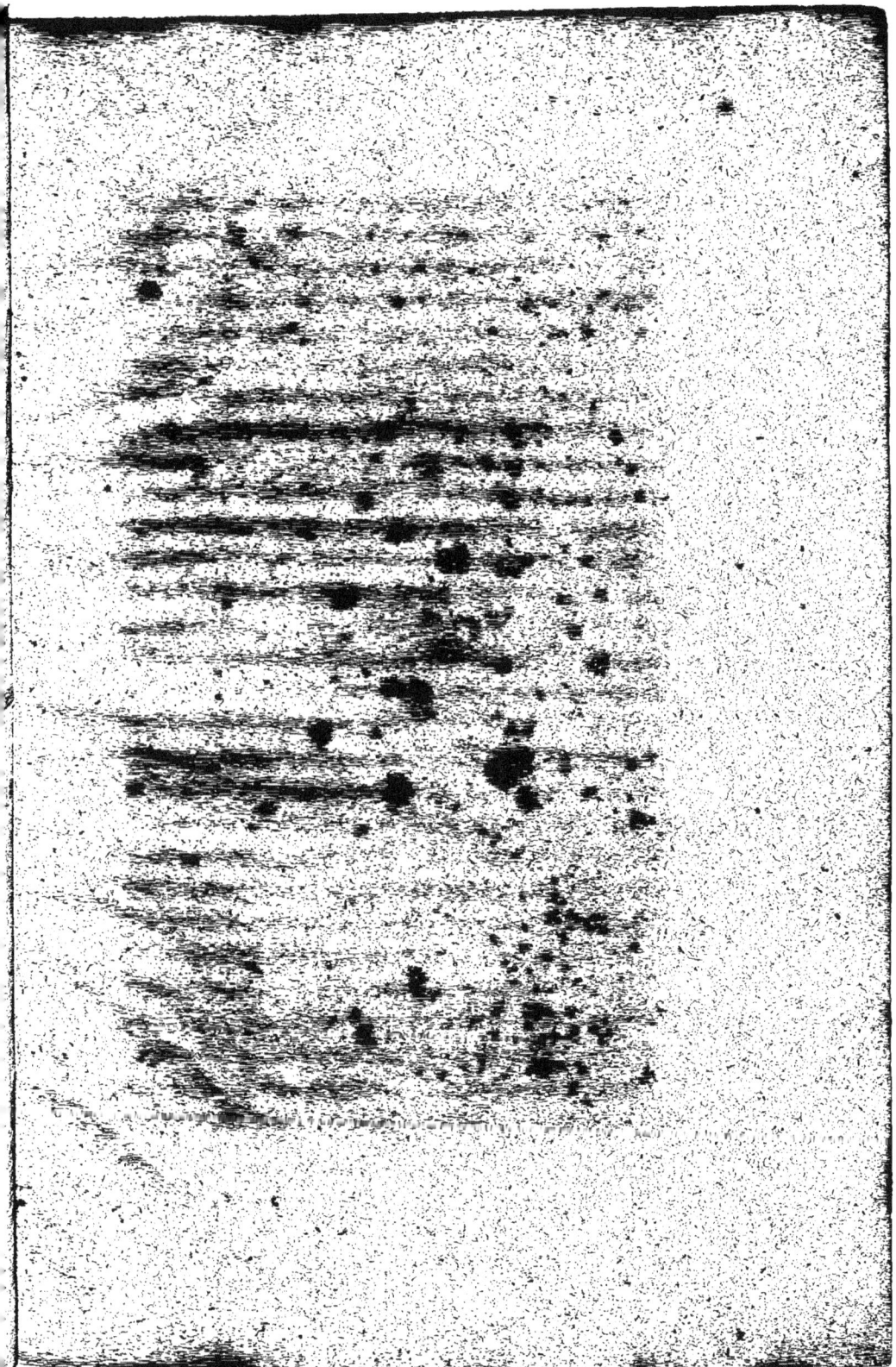

www.ingramcontent.com/pod-product-compliance
Lightning Source LLC
Chambersburg PA
CBHW071411200326
41520CB00014B/3391